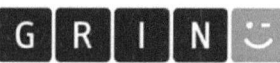

Bibliographic information published by the German National Library:

The German National Library lists this publication in the National Bibliography; detailed bibliographic data are available on the Internet at http://dnb.dnb.de .

Imprint:

Copyright © 2018 GRIN Verlag
Print and binding: Books on Demand GmbH, Norderstedt Germany
ISBN: 9783668865631

This book at GRIN:

https://www.grin.com/document/452160

Maria Florencia Bevacqua

Trabajo de desarrollo sobre la enfermedad sistémica autoinmune Artritis Reumatoide

GRIN Verlag

GRIN - Your knowledge has value

Since its foundation in 1998, GRIN has specialized in publishing academic texts by students, college teachers and other academics as e-book and printed book. The website www.grin.com is an ideal platform for presenting term papers, final papers, scientific essays, dissertations and specialist books.

Visit us on the internet:

http://www.grin.com/

http://www.facebook.com/grincom

http://www.twitter.com/grin_com

INSTITUTO DE FORMACIÓN TÉCNICA SUPERIOR N°10

Trabajo de desarrollo sobre la enfermedad sistémica autoinmune Artritis Reumatoide

Tesina para obtener la promoción de la materia ACE

Presenta: **María Florencia Bevacqua**

Buenos Aires, Argentina

Noviembre, 2018

Agradecimientos:

A Dios, porque El es grande y bondadoso.

A mis padres, porque son un gran recuerdo en mi vida, un recuerdo de los gratos. Gracias por la educación, ejemplo y amor que me dieron siempre.

A mi marido, mi amigo, gracias por aguantar tantas noches de desvelo para poder cumplir con el objetivo.

A mi maestro de Ciencias Naturales, gracias a él conocí el placer por las Ciencias Exactas.

A mis profesores, gracias por darme las herramientas para poder desarrollarme en lo que me gusta.

INDICE

PAGINA

1. ¿Qué es la artritis reumatoide?

1.1 Generalidades

La artritis reumatoide (AR) se trata de una enfermedad inflamatoria crónica, la cual se caracteriza por afectar a diferentes articulaciones del cuerpo produciendo dolor, deformidad y dificultad para el movimiento. Algunos de sus síntomas incluyen dolor en las articulaciones, tumefacción y rigidez, como así también se puede presentar cansancio, sensación de malestar, fiebre ligera, falta de apetito y pérdida de peso corporal (1). Con el paso del tiempo pueden manifestarse síntomas extra articulares, es decir, que afectan partes del organismo no relacionadas con las articulaciones como la piel, los vasos sanguíneos, el corazón, los pulmones, la sangre y los ojos. Si el paciente no acude a un especialista para recibir el tratamiento adecuado, este trastorno puede causar limitaciones físicas muy importantes y un marcado deterioro en la calidad de vida. Con un tratamiento adecuado se puede conseguir controlar la enfermedad en la mayoría de los casos.

La AR aparece con mayor frecuencia en mujeres que en hombres, entre los 45 y 55 años. Como así también, una forma similar de artritis, puede afectar a los niños (2).

Lamentablemente, en la actualidad aún no hay cura para esta enfermedad.

Sim embargo, los tratamientos y medicaciones adecuadas pueden aliviar en gran parte los síntomas y mejorar así la calidad de vida del paciente. Por eso es muy importante el diagnostico precoz y controles médicos periódicos, para comenzar a tratar la enfermedad desde las fases más tempranas de la misma.

1.2 Las enfermedades autoinmunes

Las enfermedades autoinmunes forman parte de un conjunto de trastornos en los que, por razones que aún no se conocen, el sistema inmunológico, encargado de la defensa del cuerpo contra bacterias, virus y demás células extrañas, reacciona de manera incorrecta contra tejidos propios reconociéndolos como una amenaza (3).

Existen enfermedades autoinmunes que son específicas de órgano o sistémicas. Las primeras afectan una estructura corporal determinada como por ejemplo la piel o la mucosa respiratoria, mientras que las lesiones pertenecientes a una artritis sistémica, involucran al conjunto del organismo. La AR pertenece a esta última categoría, ya que el sistema inmune se centra en atacar el tejido conectivo, éste cumple la función de sostén y, por ende, se localiza en la mayoría de las estructuras orgánicas, entre ellas, las articulaciones.

1.3 Células defensivas y anticuerpos

El objetivo del sistema inmunitario es proteger al organismo de agentes externos que representan una amenaza. Los glóbulos blancos o leucocitos circulan en sangre, formando parte del sistema inmune, llevan a cabo la función de detectar agentes extraños y destruirlos mediante diversos mecanismos.

Existen diferentes tipos de leucocitos, algunos se encargan de la detección de elementos ajenos, otros tienen la capacidad de atacarlos directamente, a diferencia de otros que fabrican proteínas específicas para neutralizarlos o inactivarlos. Estas proteínas llevan el nombre de anticuerpos.

1.4 La inflamación y los autoanticuerpos

La inflamación es la respuesta defensiva fundamental que pone en marcha el sistema inmune frente a una amenaza. En el proceso de inflamación participan varios elementos y mecanismos, pero podría resumirse de la siguiente manera: cuando las células defensivas reconocen la presencia de elementos extraños, emiten una señal haciendo que los vasos sanguíneos de esa zona se dilaten y que otras células defensivas ataquen a los agentes externos, el ataque puede ser de forma directa o mediante la fabricación y liberación de anticuerpos al torrente sanguíneo.

La dilatación de los vasos sanguíneos facilita la llegada de estos anticuerpos. Esto también produce una acumulación de líquido en la zona afectada, lo cual da lugar a la inflamación, se produce una presión sobre las terminaciones nerviosas sensitivas, lo que trae como consecuencia la sensación de dolor.

Por lo tanto, el aumento del flujo sanguíneo y la acumulación local del líquido son el motivo de las manifestaciones características de una inflamación: tumefacción, dolor, enrojecimiento e incremento de la temperatura.

Los autoanticuerpos. En las enfermedades autoinmunes, por razones que aùn no se conocen, el sistema inmunitario fabrica anticuerpos que atacan al propio organismo, éstos se denominan autoanticuerpos, son la expresión de la respuesta humoral contra lo propio. Existe una respuesta inmune exagerada, el sistema inmune deja de reconocer lo propio y genera un auto ataque como si se tratara de agentes extraños.

Mediante pruebas específicas en análisis de sangre se puede tener una identificación y valoración de estos autoanticuerpos, esto constituye un elemento muy importante para los médicos para establecer el diagnostico, controlar la evolución de la enfermedad y poder perfilar un pronóstico de la AR. Para este tipo de trastorno, los autoanticuerpos más conocidos son el factor reumatoide (FR) y los anticuerpos antipéptidos cíclicos citrulinados (anti-CCP).

2. Anatomía de las articulaciones

Las articulaciones son estructuras que conectan dos o más huesos entre sí, con la función de facilitar los movimientos mecánicos, dando así elasticidad y plasticidad al cuerpo. Existen articulaciones inmóviles o sinartrosis (no tienen movimiento, ej.: las del cráneo), semimóviles o anfiartrosis (permiten movimientos limitados, ej.: las de la columna vertebral) y las móviles o diartrosis (permiten gran variedad de movimientos, ej.: codo, muñeca, rodilla, etc.). Éstas últimas son las afectadas en la AR, están compuestas por el cartílago articular, la cápsula articular y la membrana sinovial.

El cartílago articular. Es el tejido elástico que recubre el hueso, reduciendo la fricción y evitando el consiguiente desgaste, permitiendo que los huesos se deslicen y giren unos sobre otros en las distintas posiciones articulares de nuestro cuerpo. En las articulaciones grandes, como en el caso de las caderas y rodillas, el cartílago articular tiene un grosor de 3-4 mm, mientras que en articulaciones pequeñas como la de los dedos sólo tiene una fracción de milímetro.

La cápsula articular. Es una estructura de tejido conectivo denso y fibroso que envuelve toda la articulación. Se compone de dos membranas: una externa, fibrosa y resistente, y una interna más blanda denominada sinovial. La membrana fibrosa está unida a los huesos que se vinculan en la articulación para proporcionar estabilidad a la estructura. Esta estabilidad está garantizada en algunos sectores por los ligamentos que se fijan a los huesos para tal función.

La membrana sinovial. Es una estructura especializada que tapiza la cara interna de la cápsula articular y tiene la función de fabricar el líquido articular o sinovial que rellena la cavidad articular para actuar como lubricante y reducir el roce entre las estructuras de la articulación. La membrana sinovial también participa en la defensa y respuesta inmunitaria intraarticular, contiene células inmunitarias como los sinoviocitos macrófagos que fagocitan y eliminan los desechos y partículas intraarticulares. Debido a este papel importante en la defensa de la articulación, es la razón por la cual en la membrana sinovial se producen las reacciones inflamatorias.

2.1 La lesión articular en la AR

La lesión articular de la AR se produce como consecuencia de la artritis, es decir, la inflamación articular. Esta enfermedad causa inflamación en el revestimiento de las articulaciones, la membrana sinovial, y se denomina sinovitis.

Existen tres etapas que se pueden diferenciar:

- La primera etapa se caracteriza por la inflamación de la membrana sinovial, causando dolor, calor, rigidez, enrojecimiento e hinchazón alrededor de la articulación.
- La segunda etapa la sinovitis de hace crónica. Como consecuencia la membrana sinovial se engrosa debido al crecimiento y división rápida de

las células que la forman. En este engrosamiento se forma un tejido anormal, parecido a una cicatriz, denominado *pannus*. Éste va creciendo hacia el interior de la articulación hasta afectar el cartílago

- Esta es la tercera y última etapa, donde las células inflamadas secretan enzimas que dañan al hueso y al cartílago. Como consecuencia se observan deformidades, más dolor y pérdida de movimiento en dicha articulación.

3. Las enfermedades reumáticas

La AR forma parte del conjunto de enfermedades reumáticas que afectan generalmente al aparato locomotor debido al daño producido en el tejido conectivo.

La AR es una enfermedad que cursa con artritis o inflamación articular, en cambio otras afectan específicamente a los huesos (osteoporosis) o se deben a un proceso de desgaste del cartílago articular como en la artrosis.

3.1 Diferencias entre la AR y la artrosis

"Artritis" significa inflamación de las articulaciones, lo que no debe confundirse con sufrir dolor en las articulaciones por otro motivo distinto a la inflamación, como es el caso de la artrosis.

La principal diferencia entre estos dos trastornos, que a veces confundimos, es que la artritis es una enfermedad inflamatoria mientras que la artrosis es una patología no inflamatoria. La artrosis se trata de un proceso de desgaste del cartílago articular.

Otra gran diferencia es el foco de las lesiones, en la AR las lesiones son consecuencia de la inflamación, se pueden desarrollar en las articulaciones como también en órganos y tejidos (pulmones, piel, corazón y ojos). En cambio, en la artrosis las lesiones sólo aparecen en las articulaciones y no son, como ya mencionamos, de naturaleza inflamatoria.

	ARTROSIS	ARTRITIS	OSTEOPOROSIS
TIPO DE DOLOR	Predomina en la actividad	Predomina en el reposo y mejora con la actividad	No hay dolor hasta que haya fractura
MECANISMO	Desgaste articular cronico	Inflamacion autoinmune	Perdida de las estructuras oseas con poror que debilitan el hueso
EDAD DE INICIO	Alrededor de los 50 años	Entre los 45 y 55 años es el pico de aparicion, pero puede ser a cualquier edad	A partir de la menopausia, sobre todo despues de los 60 años
DEFORMIDAD	Se puede producir con el tiempo	Puede producirse tempranamente	Se produce si hay fracturas o aplastamiento de columna (jorobas)
RIGIDEZ MATINAL	Ausente o menor de 15 minutos	Presente y mayor de 30 minutos	No se presenta
ALTERACION DE LABOORATORIO	No se altera	Suele elevar eritrosedimentacion y proteina C reactiva	Puede haber vitamina D baja o calcio bajo según la causa

Tabla 1: las diferecias mas importantes entre las principales enfermedades reumaticas.

4. Incidencia

4.1 ¿A quién afecta la AR?

Según el estudio *Episer,* realizado sobre el impacto y prevalencia de las enfermedades reumáticas, desarrollado por la Sociedad Española de Reumatología (SER), se calcula que a nivel mundial este trastorno afecta entre un 0.5 y 0.8 por ciento de la población. Esto se traduce en que aproximadamente, 5 personas por cada mil sufren esta patología a nivel mundial (4).

En Argentina, se realizaron tres estudios de prevalencia de AR. (5) (6)

1- Spindler y col. Analizaron la prevalencia de esta patología en el municipio de San Miguel de Tucumàn. Se encontraron 695 casos de AR, 86% correspondieron a mujeres, con edad promedio de entre 32-58 años. La prevalencia total fue de 1.97 por 1000 (IC95% 1.8-2), siendo 0.6 para hombres y 3.2 para mujeres.

2- Soriano y col. En el Hospital Italiano de Buenos Aires. En este estudio se observó la incidencia de la enfermedad, resultando de 2.4 por 10000 personas / año. Siendo mayor en mujeres, 3.3 por 10000 personas / año, que en hombres, 1.1 por 10000 personas / año.

3- Scublinsky y col. En el más reciente de todos los estudios, evaluaron la prevalencia de AR en la localidad de Lujan utilizando una técnica de captura y recaptura. Los resultados fueron, prevalencia general de 0.94% (IC95% 0.86-1.02), con frecuencia mayor en mujeres: 1.54% (IC95% 1.40-1.69) que en hombres: 0.40 (IC95% 0.32-0.40). Extrapolando los datos respecto de la tasa de prevalencia de AR en la Argentina al censo del año 2010, podríamos pensar que, existen 400000 personas que sufren de AR en nuestro país.

Cabe aclarar que la AR es más frecuente en quienes tienen cierta predisposición genética a padecerla, pero esto no significa que los hijos o familiares de una persona con AR corran necesariamente con un riesgo elevado de desarrollar la enfermedad.

Otro factor a tener en cuenta, esta patología es más frecuente en las personas que presentan una proteína plasmática denominada factor reumatoide. Por esta razón entre los análisis que se solicitan para el diagnóstico y controlar la evolución de la AR, se toma en cuenta la detección de esta proteína.

5. **Causas de la AR**

Las causas aún son desconocidas. Se han investigado agentes infecciosos como bacterias o virus, y aunque en algunos casos se encontraron datos sugerentes, no hay suficientes evidencias para confirmar estas sospechas.

Actualmente la AR se considera como una enfermedad autoinmune, donde determinadas células del sistema inmune atacan las articulaciones propias reconociéndolas como elementos extraños.

Existen distintos factores que pueden causar esta enfermedad:

5.1 Factores genéticos: los factores genéticos aumentan el riesgo de desarrollar la enfermedad. Las investigaciones sugieren que la AR es una enfermedad poligénica, esto quiere decir que varios genes son los involucrados en su origen. Se han identificado ciertos alelos (distintas formas que puede adoptar un gen, variaciones estructurales) que podrían predisponer al desarrollo de AR.

13

La lista de los alelos estudiados es extensa, pero se ha probado que algunos de ellos cumplen un rol importante como marcadores de la enfermedad, esto tiene gran importancia porque pueden utilizarse para saber el riesgo de aparición de la AR.

5.2 Factores no genéticos: tampoco se conocen muy bien estos factores, pero los más relevantes son las infecciones, las hormonas femeninas, el tabaquismo, el estrés, la obesidad y el tipo de alimentación.

5.3 Infecciones: las infecciones por algunos virus o bacterias pueden desencadenar esta patología o empeorar su curso. Esta teoría no ha sido demostrada, pero sí hay que aclarar que la AR no es una enfermedad contagiosa.

5.4 Hormonas femeninas: se cree que las hormonas femeninas, en particular los estrógenos, reducen el riesgo de sufrir AR. Esta hipótesis se debe a que durante el uso de anticonceptivos o el embarazo, disminuye el riesgo de tener la enfermedad y se reducen o retrasan sus manifestaciones, en cambio, durante la etapa post parto y la menopausia, cuando la actividad de estas hormonas disminuye, el riesgo aumenta.

5.5 Tabaquismo y estrés: principalmente en personas genéticamente predispuestas, existe una clara relación entre el riesgo de contraer AR con el hábito de fumar y el estrés.

5.6 Obesidad y tipo de alimentación: se demostró que en personas obesas la AR es más frecuente. No se sabe con exactitud si existe alguna dieta en particular que tenga algún efecto sobre el riesgo de tener la enfermedad, pero sí es posible que las dietas ricas en pescado ayuden a disminuir la inflamación en las articulaciones y que una alimentación sana sea favorezca la prevención de esta enfermedad.

6. Síntomas

Esta patología comienza de manera lenta e insidiosa con síntomas generales comunes a otras enfermedades, como por ejemplo fiebre o la astenia (fatiga física).

Sin embargo, el síntoma principal de la AR es la afectación de las articulaciones diartrodiales (articulaciones con movimiento libre y con cavidad articular, generalmente se encuentran en los huesos largos como rodilla, codo, etc.).

Primero se produce una inflamación, apreciable a simple vista y con dolor para el paciente. Al mismo tiempo pueden aparecer otros síntomas como el aumento de volumen, rigidez matutina (la cual desaparece a medida que realiza su actividad diaria), debilidad muscular y limitación de la movilidad.

También pueden aparecer nódulos reumatoides (abultamientos duros) en las zonas donde hay roce de piel (codos, dorso de los dedos de las manos y de los pies).

En etapas avanzadas de la enfermedad, el paciente puede sufrir alguna deformidad por el deterioro progresivo de las articulaciones.

También al evolucionar la AR puede afectar órganos vitales como el riñón o el pulmón.

En muchos casos puede generar sequedad de la piel y mucosas. Como consecuencia se produce la inflamación y luego la atrofia de las glándulas que producen las lágrimas, la saliva, los jugos digestivos o el flujo vaginal (Síndrome de Sjôgren).

Otros síntomas:

Fiebre

Vasculitis, inflamación de los vasos sanguíneos, esto provoca

Úlceras, llagas en las piernas

Pleuritis, inflamación de membranas que recubren los pulmones

Pericarditis, inflamación de la membrana que recubre el corazón

Inflamación y cicatrices en pulmones pueden causar dolor torácico, dificultad para respirar y una función cardiaca anormal.

7. Diagnóstico y Pronóstico

7.1 Generalidades

Aún no se cuenta con una prueba que con toda seguridad pueda establecer el padecimiento de la enfermedad. Por lo tanto, la exploración física del paciente y el interrogatorio médico sobre los síntomas, antecedentes familiares y personales cumplen un papel importante para el diagnóstico de la AR.

Además del interrogatorio y la exploración física, también se realizan diferentes pruebas como análisis de sangre y radiografías de las zonas que se creen afectadas.

Es más conveniente que el diagnóstico de haga en las fases iniciales de la enfermedad, denominado diagnóstico precoz, ya que de esta forma el tratamiento brindado por el especialista mejora de manera muy notable el pronóstico y la calidad de vida del paciente.

7.2 Pruebas y exploraciones complementarias

Mediante un análisis de sangre se pueden encontrar determinadas variables o parámetros que generalmente están alterados en la AR.

Los parámetros que siempre se evalúan son la velocidad de sedimentación globular (VSG), la proteína C reactiva (PCR), el factor reumatoide y los anticuerpos antipéptido cíclico citrulinado (anti-CCP).

La VSG o eritrosedimentación, es la medición del tiempo que tardan los glóbulos rojos en depositarse en el fondo del tubo de ensayo largo y estrecho. Los resultados se expresan como milímetros de plasma transparente que quedan en la parte superior luego de transcurrida una hora. Normalmente los glóbulos rojos caen lentamente, dejando poca cantidad de plasma transparente. La presencia de una alta concentración de ciertas proteínas conocidas como reactantes de la fase aguda, hace que los eritrocitos caigan con mayor velocidad, aumentando de esta forma la VSG. En un proceso inflamatorio como lo es la AR, las proteínas reactantes de fase aguda que aumentan son la proteína C reactiva y fibrinógeno. La VSG no es una prueba diagnóstica, es inespecífica y puede estar elevada en variadas situaciones. Proporciona información general sobre la existencia o ausencia de inflamación y mide la cantidad de inflamación presente.

La PCR es una proteína producida por el hígado y se envía al torrente sanguíneo en respuesta a una inflamación, por eso se la encuentra aumentada en esta patología. Esta prueba se usa sobre todo en el seguimiento de la enfermedad y la evaluación de la respuesta del paciente al tratamiento otorgado, si los niveles de PCR bajan en sangre el tratamiento para la inflamación está dando resultado. La prueba de PCR no explica la causa ni el lugar de la inflamación. No siempre que se tengan niveles altos de PCR en sangre quiere decir que el paciente tenga un problema médico, hay otros factores que aumentan sus valores como fumar cigarrillos, obesidad y falta de ejercicio.

El FR es una prueba serológica inmunológica. A menudo es positiva en el 70 al 80% de las personas con AR. Durante los primeros meses de la enfermedad, los análisis pueden dar negativo, por lo tanto no es una prueba del todo útil para el diagnóstico precoz. La FR también está presente en personas con otras enfermedades e incluso en individuos sanos también, por lo tanto no es específico de la AR.

El anticuerpo anti-péptido cíclico citrulinado (anti-CCP) generalmente se analiza en combinación con el FR, esta prueba sirve para confirmar el diagnóstico de la AR. Además este anticuerpo puede ayudar a indicar la evolución de la enfermedad o predecir si el paciente necesita una terapia más agresiva. Los resultados negativos no descartan la artritis, sino que se puede tratar de otro tipo de enfermedad reumática similar a la AR.

Otras alteraciones comunes en el análisis de sangre en personas con AR

Anemia, niveles bajos de hemoglobina en los glóbulos rojos. La hemoglobina es la proteína rica en hierro que le da a la sangre el color rojo y permite también que los glóbulos rojos transporten el oxígeno de los pulmones al resto del cuerpo.

Trombocitosis, incremento en la concentración de plaquetas o trombocitos. Estas plaquetas tienen una importante función en la coagulación de la sangre. Este recuento de plaquetas puede permanecer elevado hasta que la afección esté controlada.

8. Tratamiento

En la actualidad no existe un tratamiento curativo de esta enfermedad.

El objetivo del tratamiento es tratar de disminuir los síntomas y la discapacidad del paciente y evitar que haya daño permanente en las articulaciones.

8.1 Tratamiento Farmacológico

- Antiinflamatorios no esteroideos (AINEs) y los glucocorticoides: sirven para aliviar el dolor y la inflamación.

- Fármacos modificadores de la enfermedad (FARME): son fármacos inmunosupresores utilizados para controlar la actividad de la enfermedad. El objetivo es disminuir la frecuencia de recaídas y la administración de corticoides también.

- Fármacos biológicos: se utilizan en pacientes que no responden a los FARME o en pacientes con una enfermedad muy reactiva desde los inicios de los síntomas. Antes del inicio del tratamiento con este fármaco se deben realizar pruebas de infección por tuberculosis latente y descartar infección por el virus de la hepatitis B y C.

8.2 Tratamiento de las articulaciones

Es posible actuar localmente en las articulaciones inflamadas mediante material ortopédico especial. Si durante la enfermedad alguna articulación resulta dañada, es posible que se necesite una cirugía reparadora con el reemplazo total de dicha articulación (artroplastia total de la articulación).

Los cirujanos ortopédicos llevan a cabo este procedimiento reemplazando la articulación por componentes metálicos y plásticos.

Antes de llegar a la cirugía, generalmente los médicos sugieren un programa de medicamentos para el alivio de la inflamación.

BIBLIOGRAFIA

1. 2014 Coordinadora Nacional de Artritis, ConArtritis

http://www.conartritis.org/todo-sobre-artritis/que-es-la-ar/tratamiento/

2. © CLÍNICA UNIVERSIDAD DE NAVARRA 2018

https://www.cun.es/enfermedades-tratamientos/enfermedades/artritis-reumatoide

3. http://www.conartritis.org/wp-content/uploads/2012/05/informacion_actualizada_pacientes_familiares.pdf

4. © 2018 Unidad Editorial Revistas, S.L.U. Todos los derechos reservados.https://cuidateplus.marca.com/enfermedades/musculos-y-huesos/artritis-reumatoide.html

5. Revista Argentina de Reumatología • Año 19 • N° 3 http://www.reumatologia.org.ar/userfiles/image/guias-practica-clinica/Guia-SAR-2008.pdf. P 10.

6. ACTUALIZACION DE LAS GUIAS DE PRACTICA CLINICA EN EL TRATAMIENTO DE

LA ARTRITIS REUMATOIDEA

GRUPO DE ESTUDIO DE ARTRITIS REUMATOIDEA

SOCIEDAD ARGENTINA DE REUMATOLOGIA

2013http://www.reumatologia.org.ar/docs/guias_sar_2013.pdf. P 20

CON GRIN SUS CONOCIMIENTOS VALEN MAS

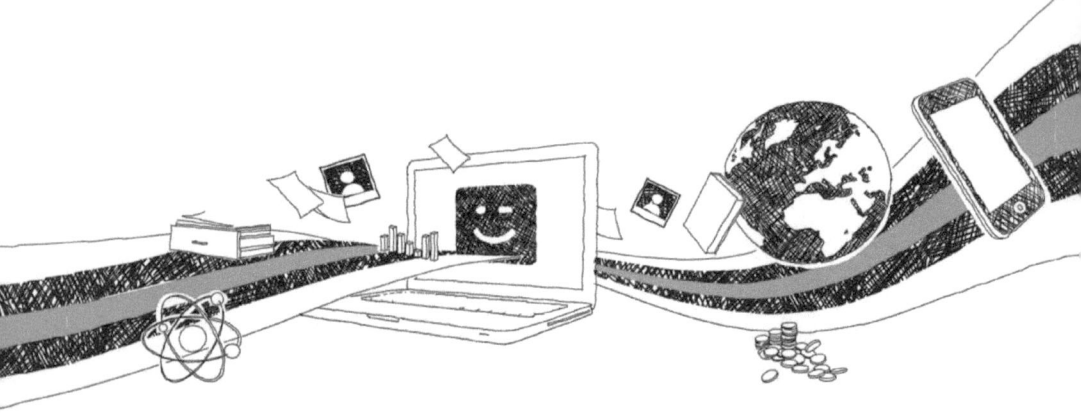

- Publicamos su trabajo académico,
  tesis y tesina

- Su propio eBook y libro - en todos
  los comercios importantes del mundo

- Cada venta le sale rentable

Ahora suba en www.GRIN.com
y publique gratis

GRIN ☺